VENCIENDO LA ENFERMEDAD MENTAL

NICK GRIEMSMANN

WESTBOW
PRESS®
A DIVISION OF THOMAS NELSON
& ZONDERVAN

Puede hacer pedidos de libros de WestBow Press en librerías o poniéndose en contacto con:

WestBow Press
A Division of Thomas Nelson & Zondervan
1663 Liberty Drive
Bloomington, IN 47403
www.westbowpress.com
844-714-3454

ISBN: 978-1-6642-0472-0 (tapa blanda)
ISBN: 978-1-6642-0471-3 (libro electrónico)

Información sobre impresión disponible en la última página.

Fecha de revisión de WestBow Press: 09/18/2020

Índice

Prólogo

Millones de personas luchan con enfermedades mentales. Este libro está específicamente dedicado a aquellos individuos que sufren. Mi oración es que este libro te ayude ti y/o a aquellos por los que te preocupas a encontrar alivio para el tormento de la enfermedad mental.

Ten presente que yo, Nick Griemsmann, no soy consejero profesional, psiquiatra, ni tengo ninguna clase de carrera médica. Simplemente soy alguien a quien le interesa y quiere tratar de ayudar a los que se encuentran afectados por una enfermedad mental.

Este libro fue escrito para dar a conocer al lector el testimonio personal de mi recuperación completa de esquizofrenia, y ofrecer esperanza. Las cosas aquí escritas tienen el fin de ayudar y no el de juzgar ni ofender a ningún individuo o grupo de personas. Me preocupa en sobremanera y creo en verdad que hay gran esperanza para las personas de recuperarse completamente de cualquier clase de enfermedad mental.

Escribí esto desde mi corazón al tuyo.

Saludos cordiales,

Nick Griemsmann

Este libro está dedicado a cada persona que haya sido atormentada por una enfermedad mental. No quedarás en el olvido.

AEROPUERTO DE NASHVILLE, VARILLAS, Y HOLLYWOOD

"Es incurable", nos dijo la psiquiatra a mi madre y a mí. Era el otoño del año 2003 y estábamos sentados juntos en una clínica de salud conductual del condado en Phoenix, Arizona. "¿Incurable?", respondió mi madre a la doctora.

La psiquiatra tenía un poco más de 70 años, con un aspecto muy depresivo, y fue firme en su respuesta a mi madre: "Sí, la esquizofrenia paranoide es una enfermedad mental incurable. Tu hijo tendrá que tomar siempre las medicaciones recetadas, cobrará (del gobierno) por discapacidad, tendrá que vivir contigo o en un hogar grupal; lo más probable es que nunca pueda mantener un empleo, y definitivamente nunca podrá tener su propia familia".

Siguió diciendo: "Y algunas veces con este tipo de casos, luego de diez años aproximadamente, el paciente puede entrar en un estado como catatónico. Que es algo así como lo que llamamos... un vegetal".

Mi madre se quedó con la boca abierta mientras miraba desesperanzada hacia mí, su hijo de 23 años que apenas podía hablar porque las voces controlaban casi toda mi mente. Tomó mi mano y dijo: "Nick, ¡todo va a estar bien!".

El efecto completo de lo que la doctora nos dijo ese día no me impactó realmente sino hasta unas semanas después. Sentado en la casa de mi madre (que era donde yo vivía en ese tiempo), de repente, me di cuenta de que una médica profesional me había diagnosticado con una enfermedad mental "incurable" y que nunca (eso pensé) iba a mejorar. Mis esperanzas y sueños para el futuro quedaron aplastados.

Creí el informe negativo de la doctora por más de seis meses, hasta que un día decidí hacer algo al respecto: ¡Combatir!

Fui diagnosticado con esquizofrenia con poco más de veinte años. Para ser exacto, fue la semana anterior a mi cumpleaños número 23. Como muchos chicos, crecí en una casa bastante normal, no religiosa. Asistía a la iglesia algunas veces con mi familia, mayormente en los grandes días festivos. En general, no sabía mucho acerca de la religión.

Mis padres terminaron divorciándose cuando yo tenía ocho años. Luego del divorcio, no veíamos mucho a mi papá. Aprendí mucho acerca de ser un hombre por la televisión y por mi hermano mayor y sus amigos.

Más adelante hacia fines de los 90s, terminé dejando la escuela secundaria en el 10º grado debido a una mala adicción a la marihuana y al alcohol. Básicamente, iba a demasiadas fiestas.

A los 19 años, trabajaba como barman y estaba luchando por terminar el colegio universitario. Cuando tenía 21 años, abrieron un lujoso club nocturno en la misma calle del lugar donde yo trabajaba y decidí postularme para un puesto. El administrador me contrató; y, honestamente, yo pensaba que estaba camino a cumplir mi mayor sueño en la vida: ser barman de uno de los clubes más de moda en Scottsdale, Arizona.

En ese período de mi vida, me juntaba con gente rica, salía con mujeres hermosas, compartía toda clase de diferentes drogas ilegales, bebía mucho, y al mismo tiempo me sentía completamente miserable por dentro. Empecé a sentirme insatisfecho con lo que yo creía que iba a satisfacerme.

Trabajando en el club nocturno, comencé sentir un peso en mi corazón por servirles bebidas a las personas que yo imaginaba que probablemente conducirían ebrias a sus casas. También comencé a sentirme mal por formar parte de un ambiente en el que tanto hombres como mujeres que yo sabía que estaban casados buscarían intimidad con otras personas que no eran sus esposos. Esto hizo que comenzara a arrepentirme de tomar el trabajo.

El peso en mi corazón por ser barman en el club nocturno junto con el sentimiento de convicción por mis propios pecados personales me llevó a comenzar a explorar acerca de Dios y la vida después de la muerte. Me preguntaba qué pasaría cuando eventualmente muriera. ¿Sería juzgado por todas las cosas negativas que había hecho y las palabras que había dicho? En verdad necesitaba respuestas.

Comencé a ver ocasionalmente programas de televisión religiosos y más adelante compré una Biblia. Solía esconderla debajo del armario del baño porque tenía miedo de que mis compañeros de cuarto pensaran que estaba loco por leerla.

A medida que leía la Biblia, comencé a sentir una inclinación en mi corazón hacia Cristo. El problema era que no sabía cómo encontrar alivio de todo lo que había en mi corazón y del pesado manto de convicción que sentía constantemente sobre mis espaldas. Sinceramente me sentía mal por mis comportamientos y por mi estilo de vida. Sabía en mi corazón que no estaba viviendo una buena vida. Sinceramente me preguntaba si llegaría al cielo al final de mi vida o no. Definitivamente no quería perderme el cielo, ¿quién querría?

Puede que te sientas así hoy. Puede que sientas que tu estilo de vida no está bien, y que sientas convicción en tu corazón por eso. Déjame decirte algo maravilloso: El perdón está más cerca de lo que piensas.

Al Padre Dios le importas. En realidad, Jesús está a sólo una oración de distancia. Ten ánimo de orar a él diariamente.

Una tarde, decidí llamar a una línea cristiana de oración. La mujer en el teléfono me preguntó: "¿Eres salvo?". Yo no entendí a qué se refería porque había tantas religiones y denominaciones diferentes. En mi mente, el término "salvo" podía significar un montón de cosas. Le pregunté qué creía que significaba. Ella me explicó el Evangelio y me animó a orar con ella. Ella me guió en una oración de arrepentimiento a Dios. Le pedí personalmente a Cristo que me perdonara, me salvara, y me lavara en su preciosa sangre.

Para ser honesto, al principio sólo repetía la oración porque sentía que tenía que hacerlo. La mujer me parecía amable e insistente. Pero mirando hacia atrás, estoy muy agradecido por ella, porque esa oración cambió toda mi vida.

Durante la oración, al decir el nombre de Jesús, pude sentir que una presencia limpiadora y cálida (ahora sé que era el Espíritu Santo) se movía sobre mí y limpiaba toda mi alma. Fue una sensación maravillosa. Nunca voy a olvidarla.

En un día soleado en el mes de abril del 2002, le dediqué mi vida a Dios y fui perdonado y salvado por toda la eternidad. Con una simple oración de fe, fui librado de manera instantánea del deseo de un estilo de vida de fiestas, alcohol y drogas. Había recibido una nueva vida, verdaderamente había nacido de nuevo.

"De modo que si alguno está en Cristo, nueva criatura es; las cosas viejas pasaron; he aquí todas son hechas nuevas" (2 Corintios 5:17).

Luego de tener esa maravillosa experiencia espiritual, traté de buscar una iglesia a la que asistir. Busqué iglesias cristianas en Internet y llegué al sitio web de un hombre que clamaba ser uno de los dos testigos finales mencionados en el libro de Apocalipsis. Por supuesto que él no era uno de los dos testigos, pero como yo era un recién convertido al cristianismo, no supe que existían falsos profetas. Le creí.

En el sitio web de esta persona decía que su iglesia les brindaba todas las cosas necesarias para la vida (ropa, comida, refugio, etc.) a todos aquellos que verdaderamente quisieran servir al Señor con todo su corazón, toda su alma, toda su mente, y toda su fuerza. Parecía un lugar perfecto para alguien como yo que quería servir a Cristo.

Sin siquiera pensarlo, decidí mudarme lejos de mi familia y amigos, y vivir en uno de los recintos de la iglesia para "servir al Señor". El recinto en el que terminé viviendo estaba en Arkansas.

Una vez ahí, todo parecía estar bien al principio. El lugar no parecía ser una secta. Pero ahora que miro hacia atrás, había algunas señales de alarma importantes que me advertían que era una secta. Desafortunadamente, yo las ignoré. Yo era ingenuo, confiaba fácilmente en la gente, y estaba aliviado de estar lejos de mis antiguos compañeros de bebida. Me sentía tan limpio y libre por dentro. Pensaba que vivir en una comunidad me mantendría a salvo de las influencias negativas del exterior.

Aproximadamente al mes de estar ahí, los líderes de la iglesia me dijeron que mi familia era del diablo y que yo no debía tener más contacto telefónico con ellos. Dijeron que podría mandarles una carta o dos de manera ocasional, pero que eso era todo. Para el momento en que me dijeron eso, yo ya me encontraba en un punto en el que creía cualquier cosa que me dijeran. En mi mente, yo estaba sirviendo al Señor en la única iglesia verdadera y siendo enseñado por uno de los dos testigos finales. Pronto me di cuenta de que había sido engañado grandemente.

En el recinto de la iglesia, siempre que te metías en problemas por algo (un ejemplo sería no hacer los quehaceres, dormirse durante la reunión de iglesia, entrar en una discusión con otro miembro, etc.), o si alguien te reportaba por hacer algo contrario a los mandatos del profeta, el ofensor recibía una grabación de casete enviada por la oficina de la iglesia.

Una vez usé pantaloncillos en el santuario de la iglesia. Deberían haber visto lo enojados que estaban los líderes de la iglesia. Uno de ellos dijo que yo estaba pecando contra el Señor, porque el profeta tenía una regla de que nadie podía usar pantaloncillos en el santuario. Me dijo que Dios podía matarme ahí mismo y quemarme en el infierno por no escuchar los mandamientos del profeta. ¡Yo estaba aterrado!

Experimentar esa clase de condenación me llevó a obedecer de manera temerosa cualquier cosa que me dijeran que era mandamiento del profeta. Podían decirme lo que fuera, que les obedecería.

Los casetes de amonestación eran grabaciones de casetes dadas a los miembros que estaban llenas de gritos del líder hacia el ofensor y amenazas de expulsarlos de la iglesia. Una vez vi un hombre que recibió una de esas grabaciones y temblaba de terror. El líder le gritaba, diciéndole que se quemaría en el infierno si no se arrepentía y seguía estrictamente todos sus mandatos. El pobre hombre tenía tanto miedo; y, honestamente, yo también.

Aparte de estos casetes de amonestación, era obligatorio ir al servicio de la iglesia cada noche. Durante estos servicios redundantes, cantábamos tres alabanzas, escuchábamos pequeños testimonios, un anciano de la iglesia compartía una porción de la Biblia (por lo general acerca del infierno) y veíamos en un casete una enseñanza del líder o videos de teorías conspirativas en un equipo grande de televisión.

Cuando teníamos que escuchar predicar al líder, era casi siempre acerca del fuego y el azufre del infierno. Yo estaba literalmente en temor y tormento cada día. En mi mente tenía la visión de Dios como un hombre viejo, malo y enojado, sentado en el cielo, y que estaba ansioso por quemar a todos en el infierno. En mi sistema de creencias, casi nadie llegaba al cielo.

Nunca vi ni conocí cara a cara al líder de la secta. Sólo hablé brevemente con él por teléfono. Él no vivía en el recinto, sino que estaba en una ubicación diferente. Se dice que vivía con novias niñas.

Yo no supe nada acerca de las novias niñas sino hasta después de que lo arrestaron en el 2009, cuando lo informaron en las noticias locales. Yo había dejado la secta en el 2003. El líder fue eventualmente condenado por sus delitos y sentenciado a 175 años en la prisión federal, en donde finalmente murió. Luego de haber estado en la secta por cinco meses, sufriendo de un inmenso temor y tormento diario por miedo al infierno, empecé a escuchar voces en mi mente. Primero pensé que las voces eran de ángeles y del Espíritu Santo.

Una noche mientras hacíamos un viaje para repartir miles de piezas de literatura para reclutar más miembros para la secta, las voces me dominaron. Me dijeron que huyera del grupo. Luego de caminar millas y millas, mientras hablaba en voz alta con las voces en mi cabeza, me encontré gritando dentro de la zona de recolección de equipajes en el Aeropuerto Nacional de Nashville. Sí, estás leyendo una historia real.

Luego de dejar el grupo y caminar alrededor de la ciudad, me encontré de mañana, sentado en un largo campo de césped, cerca del aeropuerto. Recuerdo estar recostado en el césped con mucho temor por haber huido de la secta. Creí que nunca podría volver a ser salvo.

El falso maestro nos había enseñado que estábamos en la única iglesia verdadera y eso significaba que si alguna vez nos íbamos dejábamos a Cristo y al Espíritu Santo. Nos había dicho que, si desertábamos, íbamos a ser condenados al infierno por toda la eternidad porque seríamos considerados como blasfemos del Espíritu Santo.

Dentro del aeropuerto, fui a la zona de recolección de equipajes para tomar agua y para usar el baño. En el baño, las voces me dieron una idea. Me dijeron que necesitaba arrodillarme en frente de todos, cerrar mis ojos, y comenzar a orar a Dios en voz alta para que todos me oyeran. Las voces me dijeron que, si yo hacía lo que decían, Dios me trasladaría de manera sobrenatural a la Zona Cero en la ciudad de Nueva York para que pudiera predicarles a todos. Me dijeron que yo era un gran profeta de los últimos tiempos.

Caminé hacia el medio de la zona de recolección de equipajes y, frente a más de 200 personas, caí de rodillas, cerré mis ojos, y comencé a gritar en oración a Dios. Eso fue hasta que llegó la policía del aeropuerto... ¡Plaf! ¡Pum! ¡Ay!

Me gritaron que parara, pero yo no quería. Entonces un oficial de policía me golpeó. Caí al suelo todavía gritando, porque creía que cuanto más fuerte gritara, más rápido Dios me trasladaría. Luego de sujetarme, el policía me amarró y me llevó fuera del aeropuerto. ¡Qué escena más salvaje que habrá sido esa!

Luego de intentar hablar conmigo, los oficiales de policía notaron que yo me encontraba extremadamente deshidratado y que necesitaba tratamiento psiquiátrico. Terminé siendo transportado a un hospital psiquiátrico en Nashville para observación. Pasé mi cumpleaños nº 23 sentado en un hospital psiquiátrico.

Luego del tiempo de observación, me liberaron y me pusieron en un autobús de regreso a Phoenix. Una vez en casa, mi familia notó que me habían lavado el cerebro en la secta. Sólo hablaba acerca de la Biblia y del infierno. No podía mantener una conversación. Todo lo que hacía era decirles a las personas que se iban a ir al infierno a menos que se arrepintieran y se unieran a la única iglesia verdadera en Arkansas. No había mucho que mi familia pudiera hacer por mí.

De alguna manera, terminé en un autobús de regreso a la secta luego de pasar cerca de un mes con mi familia y tomando medicación para la esquizofrenia. Esta vez fui al campamento de la secta que estaba ubicado en las afueras de Hollywood, California, en lugar de ir a la comunidad en Arkansas. Me daba vergüenza volver a Arkansas con la gente que me conocía antes. Pensé que el campamento de California sería mejor.

Mientras estuve en el recinto en California, no tomaba las medicaciones psicotrópicas que me habían recetado. Eso era porque yo en verdad no creía que tuviera una enfermedad mental y los líderes de la secta decían que no se me permitía tomar medicaciones mientras estuviera allí.

Luego de aproximadamente dos semanas en California sin las medicaciones, comencé a tener alucinaciones horribles. Escuchaba voces aún más fuertes y hacía algunas cosas muy raras. Tan raras que una tarde los líderes de la iglesia me hicieron recoger todas mis cosas y me dijeron: "Irás a predicar a la calle".

Tomé todo rápidamente y me lancé dentro de la van emocionado de tener la oportunidad de decirle a la gente que se uniera a la única iglesia verdadera. En lugar de llevarme a predicar a la calle, como dijeron que harían, los hombres pararon en un restaurant de comida rápida. Me hicieron entrar y me compraron un sándwich.

Bajé mi cabeza para darle una mordida al sándwich y se habían ido. Estaba aterrado. Pensé que había blasfemado al Espíritu Santo y que había perdido mi salvación, ¡otra vez!

Fui afuera para buscar a los líderes de la iglesia, pero no encontré ni rastro de ellos. Entonces vinieron las voces y comenzaron a decirme que tenía que cerrar los ojos. Decían que si abriera mis ojos iría inmediatamente al infierno. Por supuesto que, por lo asustado que estaba, escuché a las voces e hice todo lo que me decían que hiciera.

Puede que estas experiencias suenen tontas para ti, pero intenta recordar que yo era un jovencito que en verdad amaba a Jesús y quería servirlo con todo mi corazón. Honestamente creía que Dios me estaba hablando en mi cabeza, diciéndome que hiciera cosas. Pensaba que Jesús estaba probando mi fe.

No mucho después de irme del restaurante de comida rápida,

de alguna manera me quedé dormido en una parada de autobús. A la mañana siguiente me desperté con el amanecer. Todo el temor me envolvió de nuevo. Pensé que verdaderamente había perdido mi salvación. ¿Qué debía hacer? ¿Dónde podría ir? La iglesia me había expulsado y esa era la única iglesia verdadera en el mundo. Me sentí condenado.

Las voces vinieron como un diluvio y decían: "Jesucristo viene ahora mismo, para juzgar al mundo ahora mismo; mira hacia arriba y ve". Así que miré hacia el sol y él venía en las nubes. En ese momento tuve una alucinación. En mi mente creí ver a Jesús montado sobre un caballo blanco, viniendo a juzgar al mundo. Entonces las voces dijeron: "Tienes que mostrarle al mundo que no te avergüenzas". Yo les respondí: "No me avergüenzo de Jesús, yo lo amo". Entonces las voces respondieron: "Entonces sácate toda la ropa y muéstrale al mundo que no te avergüenzas de Jesús".

Así que, sí, eso fue lo que hice. En una esquina en Hollywood, California, en el año 2003, sólo seis meses después de reconocer a Jesús como mi Señor y Salvador, me saqué toda la ropa en público y caminé por la calle completamente desnudo. Esa fue la experiencia más vergonzosa de toda mi vida.

Pareció ser que sólo estuve desnudo por unos pocos segundos antes de que llegara una ambulancia y me llevara al hospital. Pensaron que estaba bajo los efectos de la heroína o alguna otra droga dura. Luego de que los doctores de la sala de emergencia me revisaran, me llevaron a otro hospital psiquiátrico para observación.

Escribí estas cosas para que sepan que he enfrentado algunas experiencias traumáticas y que hay esperanza para ti y/o para tus seres queridos, sin importar que tan mal parezcan estar.

Yo solía tener muchas alucinaciones aterradoras. A veces me parecía que la radio y la televisión me hablaban directamente a mí. Una vez sentí que el televisor de mi vecino estaba conectado a mis ondas cerebrales a través de la pared. Es difícil de explicar, pero fue una alucinación muy aterradora.

Tenía tanta ansiedad bajo mi piel, en mi estómago y en mi mente, que ni siquiera podía sacar a pasear a mi perro. Estaba asustado cada segundo de mi vida. Tenía un grave caso de agorafobia. Todo lo que podía hacer era caminar todo el día de un lado al otro de la sala de estar de mi madre.

Hasta pensaba que el Presidente de los Estados Unidos me tenía bajo vigilancia. Creí ver que una forma alienígena aparecía al lado mío y me hablaba. De hecho, sentí que muchas personas diferentes me hablaban, cuando en verdad no estaban ahí. Se me aparecían personas que yo creía que eran ángeles, y otras cosas raras que la gente jamás creería. Sí, podría decirse que estaba en una situación bastante desesperada con apenas un poco más de veinte años.

Hay un montón de otras cosas que podría contarles acerca de las alucinaciones y las idas y vueltas a más de seis instalaciones psiquiátricas diferentes a lo largo de cuatro estados (Tennessee, California, Arizona y Oklahoma), pero este libro no se trata de las alucinaciones y de las estadías en psiquiátricos; este libro es para animar, levantar y dar esperanza.

Sorprendentemente, durante y después de mi recuperación de la esquizofrenia, trabajé en el campo de la salud conductual. Usé mi historia de recuperación para ayudar a muchos individuos con enfermedades mentales. Como administrador de una empresa de atención de la salud conductual, utilicé mis experiencias para impartir conocimiento y sabiduría en el diseño de clases, grupos y otras cosas para ayudar a las personas en la comunidad. También fui invitado a hablar en conferencias y eventos para compartir con otros mi historia de recuperación. Me han entrevistado, tanto por video como para artículos escritos, personas del campo de la salud conductual de diferentes partes del país.

Creo que es maravilloso que Dios me pusiera en la misma

empresa de salud conductual de la que solía ser paciente. Comencé a medio tiempo ayudando en un programa de eventos, y con el tiempo llegué a dirigir cinco programas diferentes con más de 40 empleados a cargo, incluyendo terapeutas, y otros que estaban mucho más capacitados que yo. Mi trabajo era un milagro.

Al escribir este libro, no sólo lo hago con la experiencia de mis propias luchas personales con la enfermedad mental, sino también incorporando los años de trabajo en el campo de la salud conductual y desde mi experiencia en el ministerio cristiano para ayudarte a encontrar el poder en tu propio camino hacia la recuperación.

En los próximos capítulos, voy a analizar los siguientes puntos claves. Que Dios te bendiga mientras continúas leyendo con un corazón y una mente abiertos.

Puntos claves

- ¿Qué es la enfermedad mental y de dónde puede venir?
- Algunos pasos que yo tomé, que podrían ayudarte en tu recuperación personal.
- Cómo creo que puedes ministrar completa libertad personal para ti y para otros.
- Desarmar las mentiras dentro de la mente.

¿Qué Haría Jesús?

Mucha gente utiliza el término "enfermedad mental" para describir a alguien que padece un desorden mental. Algunos de los términos que puedes haber oído anteriormente son: Trastorno bipolar, depresión clínica, esquizofrenia paranoide, trastorno esquizoafectivo, estrés postraumático (PTSD, por sus siglas en inglés), trastorno de personalidad múltiple (MPD, por sus siglas en inglés), trastorno obsesivo compulsivo (OCD, por sus siglas en inglés), trastorno de ansiedad generalizada (GAD, por sus siglas en inglés), etc.

Personalmente creo que la mayoría de estas enfermedades obtienen su nombre de los síntomas que la persona manifiesta. Por ejemplo, si alguien tiene un diagnóstico de bipolar, usualmente es porque pasa de estar súper activo en su personalidad y en sus acciones, a estar muy deprimido; de allí el término "bipolar". Si alguien ha sido diagnosticado como que padece esquizofrenia, generalmente es porque la persona tiene la realidad un tanto distorsionada y padece de alucinaciones visuales y/o auditivas.

La mayoría de los diagnósticos por enfermedad mental se deben generalmente a lo que los doctores llaman desequilibrios químicos en el cerebro de la persona. A causa de estos desequilibrios químicos, los doctores recetan medicaciones psiquiátricas para intentar ayudar a estabilizar o normalizar a la persona que padece la enfermedad.

La mayoría de los que trabajan en el campo médico te dirán que la enfermedad mental se puede controlar, pero no curar. Lo que significa que el mismo informe que mi madre y yo recibimos en la clínica de salud conductual acerca de no tener esperanza de una recuperación completa se repite una y otra vez en familias de todas partes del mundo. Eso puede dejar a las personas totalmente desesperanzadas.

Una vez, yo estaba compartiendo mi historia de recuperación en una institución de atención médica conductual y luego de que terminé una psiquiatra levantó la mano para lo que yo creí que sería hacer una pregunta. En lugar de eso, parecía molesta y les dijo a todos los que habían asistido que la recuperación total de la esquizofrenia era imposible, ya que era una enfermedad mental incurable. Parecía que quería que yo discutiera con ella. Decía una y otra vez que yo debía haber sido mal diagnosticado, y que en verdad nunca debo haber tenido esquizofrenia en primer lugar. Le respondí amablemente que tenía cientos de páginas de documentos médicos indicando que muchos doctores diferentes me habían diagnosticado todos lo mismo. Y por supuesto, ella no se daba cuenta de esto: Yo tenía a Cristo de mi lado. Él fue mi sanador y libertador. Él me sanó de la enfermedad mental, ¡y puede sanarte a ti también!

Entonces, ¿de dónde viene la enfermedad mental? Yo no soy doctor, ni profesional médico, por lo que no puedo verdaderamente responder esa pregunta en sentido médico, pero puedo intentar responderla en sentido bíblico. Esto puede ser nuevo y tal vez puede que a algunos de ustedes los atemorice, pero por amor a las personas quiero compartir lo que descubrí que es cierto para mí. Puedes tomarlo o dejarlo; eso es entre tú y Dios.

En mi propia experiencia personal, creo que por medio del trauma y de aceptar muchas mentiras en mi mente, hubo fortalezas espirituales que de alguna forma se apegaron a mi alma (mente, voluntad, y emociones) y causaron un posible desequilibrio químico, que llevó al diagnóstico eventual de esquizofrenia. La Biblia menciona las fortalezas espirituales y la importancia de renovar nuestra mente.

"Porque las armas de nuestra milicia no son carnales, sino poderosas en Dios para para la destrucción de fortalezas, derribando argumentos y toda altivez que se levanta contra el conocimiento de Dios, y llevando cautivo todo pensamiento a la obediencia a Cristo, y estando prontos para castigar toda desobediencia, cuando vuestra obediencia sea perfecta" (2 Corintios 10:4-6).

"No os conforméis a este siglo, sino transformaos por medio de la renovación de vuestro entendimiento, para que comprobéis cuál sea la buena voluntad de Dios, agradable y perfecta" (Romanos 12:2).

Puede que esta sea la primera vez que escuches acerca de la posibilidad de que las enfermedades mentales sean causadas por fortalezas espirituales, pero yo creo que este podría ser el caso de muchas personas atormentadas. Llegué a esa conclusión por medio de mi propia experiencia con la enfermedad mental y de años de trabajar en salud conductual y en el ministerio cristiano.

Quiero aclarar que personalmente yo no creo que todos los casos de enfermedades mentales sean causados por fuerzas espirituales. El cuerpo humano es un sistema muy complejo y no podemos echarle la culpa de todo a los espíritus malignos.

Cuando yo luchaba con la esquizofrenia, mi mamá solía buscar en Internet recursos para intentar ayudarme a sentirme mejor. Parecía que cada noche se sentaba en la computadora buscando sitios web y leyendo artículos acerca de posibles curas para la esquizofrenia. Me hacía comer mucho pescado porque se suponía que ayudaba con las sustancias químicas de mi cerebro. No sé si eso en verdad ayudó, pero quiero tomar un momento para agradecer a mi madre por ser un apoyo tan grande durante el tiempo más difícil de mi vida. Gracias, madre, por ser tan fuerte y estar a mi lado todos esos años. Te quiero y te valoro mucho.

A lo largo de los años he hablado con muchas personas acerca de las enfermedades mentales. A mí me parece que la mayoría cree que las enfermedades mentales son causadas solamente por un desequilibrio mental. Aun un alto porcentaje de cristianos descarta que las fortalezas espirituales puedan estar causando un desequilibrio químico en una persona.

Para mí una fortaleza es un lugar en el sistema de creencias de alguien que está construido de mentiras. Cuando seguimos creyendo mentiras, una fortaleza puede hacerse más fuerte. Creo que cuanto más fuerte se hace, puede llevar a una persona a tomar decisiones de vida, traerle problemas emocionales o físicos y aun causarle enfermedades mentales.

Yo pienso en una fortaleza como un lugar en el alma (mente, voluntad, y emociones) donde los espíritus malignos pueden intentar molestar a la persona completa. Lo hacen mintiéndole continuamente y dándoles emociones y creencias falsas. Por lo tanto, creo que conocer a Jesús, la Verdad, puede liberar a las personas.

Hoy en día, tengo algo llamado "Carta de descertificación". Tuve que pasar por varios doctores y revisiones clínicas para recibirla. Esta carta declara que ya no estoy diagnosticado con ninguna clase de enfermedad mental.

"Y conoceréis la verdad, y la verdad os hará libres" (Juan 8:32).

Solía ingerir de ocho a diez medicaciones psicotrópicas por día e iba a una clínica para recibir una inyección de medicación en el músculo entre mi cadera y mis glúteos cada dos semanas. Eso hacía que me avergonzara de recibir la inyección de una enfermera. Lo odiaba mucho, y a veces lloraba por eso.

Pero ahora miro hacia atrás y estoy feliz de lo que pasé, porque mi experiencia puede ayudarte o ayudar a aquellos por los que te preocupas. ¡Créeme, hay una luz al final del túnel!

Puede que te estés preguntando acerca de los niños pequeños con enfermedad mental, si acaso también pueden tener estas fortalezas. Mi creencia personal es que los niños pequeños pueden verse afectados espiritualmente de alguna manera tal como los adultos. Pero, ¿cómo puede ser?

Creo que puede haber diversas razones, incluyendo trauma en el vientre, desprecio, abuso, transferencia de ADN de los padres, etc. Y también podrían existir literalmente cientos de otras razones. Pero yo he visto que mirar lo positivo es mucho más productivo que enfocarse en lo negativo. Enfócate en la palabra de Dios. Hay esperanza para los niños que sufren. La Biblia nos dice que Jesús no sólo curaba a los adultos, sino también a los niños.

"Cuando llegaron a la multitud, se acercó a Jesús un hombre, que arrodillándose delante de Él, dijo: «Señor, ten misericordia de mi hijo, porque es epiléptico y sufre terriblemente, porque muchas veces cae en el fuego y muchas en el agua. Lo traje a Tus discípulos y ellos no pudieron curarlo». Jesús respondió: «¡Oh generación incrédula y perversa! ¿Hasta cuándo estaré con ustedes? ¿Hasta cuándo tendré que soportarlos? Tráiganmelo acá». Jesús lo reprendió y el demonio salió de él, y el muchacho quedó curado desde aquel momento" (Mateo 17:14-18, NBLA).

"Porque una mujer, cuya hija tenía un espíritu inmundo, luego que oyó de él, vino y se postró a sus pies. La mujer era griega, y sirofenicia de nación; y le rogaba que echase fuera de su hija al demonio. Pero Jesús le dijo: Deja primero que se sacien los hijos, porque no está bien tomar el pan de los hijos y echarlo a los perrillos. Respondió ella y le dijo: Sí, Señor; pero aun los perrillos, debajo de la mesa, comen de las migajas de los hijos. Entonces le dijo: Por esta palabra, ve; el demonio ha salido de

tu hija. Y cuando llegó ella a su casa, halló que el demonio había salido, y a la hija acostada en la cama" (Marcos 7:25-30).

Muchos niños hoy en día luchan con ansiedad, enojo, temor y fobias. Mi creencia personal es que una de las razones principales de esto es debido al ambiente en el que vive el niño. ¿Sabías que las mentes de los niños son como aspiradoras en donde puede entrar todo lo que se les pone adelante? Eso puede ser algo bueno y malo al mismo tiempo. Los sistemas de creencia como baja autoestima, pensamientos depresivos, rebelión y temor pueden alojarse muy fácilmente en la mente de un niño, si éste se expone demasiado a las cosas incorrectas. Como dicen: "Si metes basura, sacas basura".

Cuanto más trauma recibe el niño y más basura entra, mayores son los problemas con los que puede terminar el niño. Protege a tus hijos lo mejor que puedas. El Espíritu Santo puede ayudarte, si se lo pides sinceramente.

Por favor no piensen que si alguien tiene un niño que padece una enfermedad mental eso significa que sea un mal padre o madre. La enfermedad mental puede tener muchas causas diferentes que no son su culpa. A veces, la razón específica de que un niño manifieste una enfermedad física, mental o emocional es un gran misterio. No te condenes si tu hijo/a ha sido diagnosticado/a. En lugar de eso, confía en las promesas de Dios de sanidad y plenitud. ¡Jesús ama más a tu hijo/a de lo que tú lo/a amas!

He visto que muchas enfermedades mentales en adultos pueden ser causadas por abuso, trauma, el uso de drogas y alcohol, etc. Muchos soldados son diagnosticados con estrés postraumático (PTSD, por sus siglas en inglés) debido a las horribles experiencias que tuvieron durante tiempos de guerra. También puede manifestarse la enfermedad mental luego de experimentar abuso conyugal, abuso espiritual, accidentes, violaciones, y la lista sigue...

¿Encuentras una similitud entre las cosas que he nombrado aquí y lo que la Biblia llama pecado?

Por ejemplo, un niño es abusado por un miembro de la familia. Eso puede permitir de alguna manera que se construyan fortalezas dentro del alma del niño (mente, voluntad y emociones), que pueden hacer que el niño experimente tormento. Junto con el abuso, llega un diluvio de emociones y pensamientos negativos. Las mentiras y los sentimientos pueden ser "es tu culpa", "no eres bueno", "no eres amado", "no le agradas a nadie", "te odias a ti mismo", "deberías suicidarte", etc.

¿Puedes ver cómo una experiencia traumática podría permitir que se creen emociones y pensamientos mentirosos, y que comience a formarse una fortaleza que a su vez termine en una enfermedad mental o emocional?

También he visto problemas de salud mental arraigados en abuso infantil que no se manifiestan hasta la adultez. Piénsalo de esta forma: una semilla plantada puede crecer eventualmente y convertirse en un árbol. De la misma forma, una semilla de maldad puede crecer y convertirse en un gran árbol de maldad (donde el árbol representa la enfermedad mental, emocional o física posteriormente en la vida).

Lleva tiempo que la semilla se convierta en un gran árbol, pero eventualmente llega a serlo. A algunas semillas les lleva menos tiempo crecer, a otras más. Y algunas semillas mueren. Es lo mismo cuando pensamos en cómo el pecado destruye la vida de las personas. La semilla del pecado es plantada y crecerá pequeña, o grande, o morirá.

"Entonces la concupiscencia, después que ha concebido, da a luz el pecado; y el pecado, siendo consumado, da a luz la muerte" (Santiago 1:15).

La sangre de Cristo nos limpia de todo pecado para que las semillas negativas que hayan sido plantadas, por nosotros o por otros, en nosotros puedan morir.

"Pero si andamos en luz, como él está en luz, tenemos comunión unos con otros, y la sangre de Jesucristo su Hijo nos limpia de todo pecado" (1 Juan 1:7).

Así que, como mencioné antes, una enfermedad mental que se manifiesta en un adulto podría estar conectada con algo que haya ocurrido muchos años antes, cuando era un niño. Ayudar a esa persona a procesar su pasado con mucha oración, en amor, perdón y gracia, podría ayudar a que esa persona reciba verdadera libertad.

Aquí hay algunos ejemplos más para ayudarte: Un soldado ve a sus amigos morir en el campo de batalla. Pasar por esa clase de trauma podría construir una fortaleza en el alma del soldado. Él no puede quitarse los recuerdos grabados dentro de su mente y las emociones de temor, ansiedad, tristeza, etc., se apoderan de él hasta el punto que no puede rendir con normalidad sin medicación psicotrópica.

Una persona adicta a las drogas podría estar destruyendo su cuerpo o mente y al mismo tiempo permitiendo que las creencias falsas creen fortalezas de adicción. Estas fortalezas continúan mintiéndole a la persona, tirándola aún más hacia el camino de la destrucción.

Una esposa que es abusada verbalmente por su esposo podría comenzar a padecer patrones de pensamientos negativos y depresivos, y empezar a odiarse a sí misma, tener ideas suicidas, sufrir depresión, etc.

Un niño que es intimidado en la escuela podría comenzar a escuchar pensamientos de auto desprecio, rechazo, enojo, etc. El trauma de ser intimidado y los patrones de pensamiento negativo podrían eventualmente manifestarse como una enfermedad mental y/o como problemas de conducta.

El punto de estos ejemplos es ayudarte a ver que muchos casos de salud mental podrían estar conectados a cierto tipo de patrón de pecado, trauma, estilo de vida y/o sistema de creencias, ya sean pasados o presentes.

¿Qué hay de ti? ¿Sufriste algún trauma en tu infancia? ¿Cómo va tu vida hasta ahora? ¿Tienes algún sistema de creencias falso?

ESTOY EN LAS LLAMAS DEL INFIERNO

Cuando trabajé en el campo de la salud conductual, conocí a una mujer de poco más de 40 años que luchaba con una enfermedad mental. Esta mujer me informó que tenía tres hijos que vivían con su ex esposo. Dijo que él solía golpearla y abusar verbalmente de ella cada día. Me contó que había sido una adolescente normal y que a la edad de 19 años había comenzado a usar marihuana en fiestas. Más tarde conoció a su esposo y tuvieron tres hijos.

Después de varios años de vivir una vida de abuso físico y verbal por parte de su esposo, comenzó a tener alucinaciones y fue diagnosticada con una enfermedad mental. No sé exactamente de qué fue diagnosticada, pero creo que luchaba con esquizofrenia.

Esto es lo interesante: La mujer se sentaba en las clases o los grupos y se quejaba de un dolor insoportable debajo de la piel. Decía que la piel le quemaba constantemente.

Cuando hablé con ella acerca del dolor me dijo que Dios la había enviado al infierno y que aunque vivía en la tierra estaba en un infierno espiritual. El dolor de la llama del infierno estaba debajo de su piel; ella decía que se sentía tan caluroso como un fuego real. Decía que le dolía mucho, y que había perdido la esperanza, ya que ningún doctor podía diagnosticar el problema del dolor y que la gente creía que estaba inventando la historia.

Pude ver en sus ojos que estaba siendo honesta conmigo. Ella creía que lo que estaba experimentando era 100% real. Podía sentirlo en su cuerpo. Este sentimiento horrible ha durado muchos años y no pudo librarse de él. La llevó a una desesperación muy grande, por la que pensé en el suicidio casi a diario. Nunca pudo tener ni un poco de alivio de su tormento.

Puede que no estés lidiando con la misma clase de síntomas que tenía esta mujer, pero tal vez estés lidiando con algo similar. Quiero que sepas que hay gran esperanza para ti. No te desanimes.

Un día estaba conversando con esta mujer, y la conversación nos llevó a hablar acerca del cristianismo. Le pregunté acerca de su vida espiritual. Ella dijo que había sido salva (había rendido su vida a Cristo) de joven y que todavía tenía fe. Mencionó que muchas personas habían orado por ella, pero aún no podía ser libre de las llamas del infierno debajo de su piel. Dijo que creía que Jesús ya no escuchaba sus oraciones porque ella era mala y había perdido su salvación.

Hablé con ella e intenté explicarle la verdad de que no había perdido su salvación porque Dios la amaba y perdonaba. Intenté lo mejor que pude mostrarle compasión y guiarla amablemente a la verdad.

"Y de Jesucristo el testigo fiel, el primogénito de los muertos, y el soberano de los reyes de la tierra. Al que nos amó, y nos lavó de nuestros pecados con su sangre" (Apocalipsis 1:5).

Al poco tiempo de esa conversación no volví a verla en las instalaciones. Espero que Dios algún día la libere de las mentiras y del tormento que me contó. Me rompió el corazón ver a esta mujer tan atormentada como estaba. Creo que hay muchas personas alrededor del mundo que están siendo atormentadas como lo estaba siendo esta mujer. Oro por ellas.

¿Puedes ver cómo es posible que la enfermedad mental de esta mujer haya sido causada por fortalezas espirituales construidas por mentiras? ¿Puedes ver cómo por medio de su propio estilo de vida pasado de fiestas y del abuso de su esposo, las fortalezas pudieron apegarse a su mente y comenzar a cambiar su patrón de pensamiento? ¿Podría ser que por medio de las elecciones de su propio estilo de vida y de los pecados de su esposo contra ella, ahora la mujer fuera atormentada?

Lo que yo he visto es que luego de que las mentiras entran en la mente de un individuo, éstas lo atormentan con más y más mentiras. La fortaleza mantiene a la persona engañada y atormentada por medio de mentiras, emociones falas, e incluso alucinaciones.

Si la persona continua creyendo en las mentiras y en las emociones negativas, puede eventualmente comenzar a ver cosas que otros no ven, a oír voces dentro de su mente, a sentir insectos dentro de ellos, a vivir en una paranoia constante, sentir las llamas del infierno, etc. Yo creo fuertemente que muchas de esas cosas pueden ser causadas por fortalezas espirituales construidas dentro del alma de una persona.

¿Qué hay de ti? ¿Crees que algunos síntomas de enfermedad mental puedan ser causados por sistemas de creencias erróneos o fortalezas espirituales?

Cosas Que Me Ayudaron

Digamos que crees que son fortalezas lo que verdaderamente está causando los problemas con los que estás lidiando. ¿Cómo puedes ser libre? Bueno, no puedo decirte exactamente qué hacer porque no conozco todo acerca de ti, cómo funcionan tu cerebro y tus emociones, tus sistemas de creencia, etc. Sólo el Padre Dios sabe verdaderamente todo acerca de ti. Él es el que te creó, y la buena noticia es que eres muy especial para él.

En la Biblia puedes ver que Jesús tenía diferentes formas de sanar a las personas. No puedes meter al Creador en una caja. En mi propio ministerio cristiano, he visto cómo algunas personas recibían milagros instantáneos y otros, como yo, fueron encontrando sanidad en un período de tiempo.

No entiendo por qué la diferencia, pero elijo seguir confiando en la palabra de Dios sin importar cómo se vean las cosas. Todos somos diferentes, y Dios elije sanarnos como él quiere. Nuestro trabajo es continuar creyendo su verdad hasta que veamos que la promesa de sanidad se cumple en nuestras vidas.

Quiero ofrecerte algunas cosas simples que utilicé para ayudarme a crecer en mi relación con Dios, recibir más de su amor, y encontrar sanidad. A medida que hacía estas cosas y seguía rindiendo mi vida a Jesús, comencé a caminar cada vez con mayor libertad del tormento de la enfermedad mental.

Hacerse discípulo de Jesucristo

"Y decía a todos: Si alguno quiere venir en pos de mí, niéguese a sí mismo, tome su cruz cada día, y sígame" (Lucas 9:23).

Ese fue mi primer paso. Decidí verdaderamente en mi corazón ser un discípulo de Jesucristo. No ser una persona religiosa, sino buscar apasionadamente una relación personal con Dios. Decidí leer las palabras de Jesús, creer lo que él decía, y hacerlo. No siempre era fácil, pero hice (y todavía lo hago) lo mejor que podía para poner a Jesús primero en mi vida y en mis circunstancias.

Si aún no has nacido de nuevo, o lo que se llama "ser salvo", y te gustaría comenzar una relación personal con Jesús, puedes decir la siguiente oración. Yo creo que si en verdad le quieres encomendar tu vida a Jesús, puedes orar, y Dios el Espíritu Santo te encontrará allí donde estás.

Ejemplo de oración

"Querido Dios, vengo a ti hoy y elijo confesar que soy un pecador que necesita que lo salves. Te pido que vengas hoy, toques mi corazón y me cambies. Confieso con mi corazón que Cristo es Señor y creo en mi corazón que Dios le levantó de los muertos. Te pido, Jesús, que laves todos mis pecados en tu preciosa sangre y me llenes con tu Espíritu Santo. Hoy escojo convertirme en tu discípulo. Oro esto desde mi corazón a Dios el Padre en el nombre de Jesús de Nazaret. Amén".

Si en verdad crees que acabas de ser salvo, ¡felicitaciones!

A medida que rendía mi corazón diariamente a Jesús, fui aprendiendo a orar. Esa es una de las herramientas principales que aprendí a usar: la oración. Luego de que pasó un tiempo de haber estado en la secta en Arkansas, tuve menos temor de ir a la iglesia.

Oré y le pedí a Jesús por una buena iglesia y él me guió a un lugar lleno del Espíritu Santo cerca de la casa de mi madre.

También aprendí a adorar a Dios. Les recomiendo a todo el que luche con la enfermedad mental que encuentre tiempo para adorar, para que pueda sentir la presencia del Espíritu Santo y ser sano por dentro y por fuera.

A medida que asistía a la iglesia con regularidad, me invitaron a las reuniones de oración. La oración para mí era mi cuerda salvavidas que me conectaba a Dios. No podía pasar un día sin orar. Al principio comencé orando sólo un minuto por noche debido al tormento y a las voces en mi mente. Sí, comencé de a poco con mi vida de oración, pero con el tiempo fui pasando de una a dos horas en oración. Por medio de la disciplina de la oración, fui acercándome a Jesús y entonces un día él se me mostró de una manera enorme: ¡con liberación!

Ejercer tu autoridad

Cuando yo lidiaba con mis problemas de salud mental, mi madre llamó a todas las iglesias de nuestra área y pidió ayuda con su hijo esquizofrénico. La mayoría de las iglesias dijeron que no sabían cómo ayudarme y que yo debería simplemente continuar recibiendo atención por parte de mi clínica de salud mental. Oro que haya más iglesias equipadas para ayudar a las personas que padecen enfermedades mentales.

Cuando comencé a aprender acerca de mi autoridad espiritual como creyente y a entender que podía vencer esas fortalezas, estaba muy emocionado. La primera vez que supe acerca de la liberación de las fortalezas fue cuando recibí un libro por parte de una mujer que conocí en mi iglesia local. También leí algunos sitios web cristianos, y hablé con algunos cristianos maduros al respecto.

No lo podía creer; por primera vez en mi vida creía que podía ser libre del tormento. Podía romper acuerdos con las mentiras y mandar a todo espíritu maligno que de alguna manera pudiera estar apegado a mi mente a que saliera en el nombre de Jesús. ¡Qué revelación, qué milagro, qué esperanza tenía!

Así que un día comencé a orar mientras caminaba alrededor de la piscina de mi madre atrás de la casa. Caminaba de un lado al otro, dando vueltas, orando a Jesús y pidiéndole que me ayudara a echar fuera las voces.

Con mi autoridad espiritual recientemente descubierta, comencé a renunciar a las mentiras y a mandar a las voces y a los espíritus malignos que me dejaran en el nombre de Jesús. Luego de aproximadamente una hora de orar y ordenar, sentí una enorme fuerza espiritual que salía de mi cabeza. Salió con tanta fuerza que caí al suelo. ¡Estaba tan feliz! Me recosté sobre la tarima de la piscina, a llorar y llorar en agradecimiento. Con esa experiencia inicial de liberación, supe que iba camino a mi libertad completa.

Sé que puede que todo esto sea nuevo para ti y que suene un poco loco, pero es mi propia experiencia personal. La comparto para intentar ayudar a la gente.

Arrepentimiento o cambio en la forma de pensar

Otra herramienta que acompañó a mi vida de oración y al ejercer mi autoridad fue el arrepentimiento. En ese momento no entendía del todo el arrepentimiento, pero ahora que miro para atrás veo que eso es lo que he estado haciendo todo este tiempo. Yo lo llamo "lidiar con la basura". Es lo que creo que todos deberían hacer: lidiar con la basura.

¿Qué clase de basura tienes en tu vida? ¿Todavía vives un estilo de vida contrario a la palabra de Dios? ¿Cuáles son las cosas que crees que conforman una práctica contraria a los mandamientos de andar en pureza, amor y gracia?

"Amados, yo os ruego como a extranjeros y peregrinos, que os abstengáis de los deseos carnales que batallan contra el alma" (1 Pedro 2:11).

Mi enfoque principal solía estar en la basura en mi vida y en lo horrible que me sentía al respecto. Eso me hizo sentir condenado y miserable acerca de mí mismo como cristiano. Me condenaba una y otra vez por mis tropiezos. Con el tiempo, al ir madurando, aprendí que es mejor no enfocarse solamente en la basura, sino enfocarse en quien vive adentro nuestro. Si tu enfoque principal es siempre en lo negativo, es difícil no sentirte condenado todo el tiempo.

"Ahora, pues, ninguna condenación hay para los que están en Cristo Jesús, los que no andan conforme a la carne, sino conforme al Espíritu" (Romanos 8:1).

"Poned la mira en las cosas de arriba, no en las de la tierra" (Colosenses 3:2).

Yo creo que el cristiano debería estar enfocado en el Espíritu que mora en él, que es el Espíritu de amor. A medida que aprendemos a caminar en el Espíritu, como la Biblia nos anima, el Espíritu Santo en nosotros comenzará a quitar la basura en nuestro carácter y en nuestras vidas de manera sobrenatural. Nuestro trabajo como seguidores de Cristo es asociarnos con él y rendirnos con todo nuestro corazón a su señorío. Mientras conocemos nuestra identidad, y la voluntad de Dios para nuestras vidas, comenzamos a ser transformados de adentro hacia afuera.

"Digo, pues: Andad en el Espíritu, y no satisfagáis los deseos de la carne" (Gálatas 5:16).

"El amor no hace mal al prójimo; así que el cumplimiento de la ley es el amor" (Romanos 13:10).

"Sed, pues, imitadores de Dios como hijos amados. Y andad en amor, como también Cristo nos amó, y se entregó a sí mismo por nosotros, ofrenda y sacrificio a Dios en olor fragante" (Efesios 5:1:2).

Caminar en comunión con Jesús incluye renovar nuestras mentes, aprender a amar, y decidir tomar mejores decisiones de vida. Arrepentirse es cambiar tu forma de pensar. Cuando cambias tu forma de pensar, tu comportamiento comenzará a cambiar también.

Si comienzas a hacer un esfuerzo para dejar de creer en las mentiras, podrás comenzar a recibir mayor libertad espiritual. Si continúas concordando con las mentiras y escuchando las voces en tu mente, así como también tratándote a ti mismo y a otros sin amor, podría ser más difícil hacer que las fortalezas salgan. Podrías estar, como lo llama la Biblia, viviendo en la carne.

"Y manifiestas son las obras de la carne, que son: adulterio, fornicación, inmundicia, lascivia, idolatría, hechicerías, enemistades, pleitos, celos, iras, contiendas, disensiones, herejías, envidias, homicidios, borracheras, orgías, y cosas semejantes a estas; acerca de las cuales os amonesto, como ya os lo he dicho antes, que los que practican tales cosas no heredarán el reino de Dios" (Gálatas 5:19-21).

Si ese es el caso, pídele al Señor que te ayuda a arrepentirte; a cambiar tu forma de pensar. Como he dicho antes, cuando comienzas a creer bien, comenzarás a cambiar sobrenaturalmente, por obra del Espíritu Santo. Yo creo que caminar en el Espíritu es caminar en amor.

El proceso de transformación lleva tiempo. Sé paciente y trátate con mucha gracia. Como dice el dicho: "Roma no se construyó en un solo día". Si la descripción de andar en la carne describe a un ser querido, no te desanimes. Sigue orando y confía en tu amoroso Padre Celestial para que tome su corazón. Dios ama a las personas por las que te preocupas más de lo que los amas tú.

Cuando comencé a cambiar mi forma de pensar, le pregunté al Señor acerca de las cosas en mi vida que debía dejar ir. Oré y estudié su palabra para conocer su voluntad. Cambié mi forma de pensar con respecto a la participación en pecados sexuales, hice lo mejor que pude para dejar de discutir con las personas, trabajé en la falta de perdón que estaba reteniendo hacia otros, y algunas otras cosas personales. También cambié mi forma de pensar con respecto a tener conversaciones con y creer todo lo que decían las voces dentro de mi mente.

No podría recomendar lo suficiente la importancia de vivir un estilo de vida de arrepentimiento, cambio en la forma de pensar.

"Respondiendo Jesús, les dijo: ¿Pensáis que estos galileos, porque padecieron tales cosas, eran más pecadores que todos los galileos? Os digo: No; antes si no os arrepentís, todos pereceréis igualmente" (Lucas 13:2-3).

Estoy agradecido por la gracia que Dios me dio para ser libre de muchas cosas. Sí, hasta el día de hoy todavía vivo una vida de arrepentimiento, y siempre lo haré. Para mí, es parte de mi caminar con Jesús. Dios quiere transformarnos, y puede hacerlo cuando concordamos con su palabra y alineamos nuestra vida a ella.

"Porque todos los que son guiados por el Espíritu de Dios, éstos son hijos de Dios" (Romanos 8:14).

"Pero si sois guiados por el Espíritu, no estáis bajo la ley" (Gálatas 5:18).

Personalmente creo que de este lado de la eternidad siempre estarás atravesando alguna clase de proceso de transformación. Él quiere vivir su vida a través de ti; y eso para mí parece como una transformación enorme, ¿no?

Adoración

Volverme un adorador me ayudó inmensamente. Aprendí a adorar desde mi corazón. Solía ir a conciertos de adoración y a muchos servicios de diferentes iglesias para entrar a la presencia de Dios y ser sano. Cuando adoras al Señor, su presencia viene; y en su presencia hay plenitud de gozo, sanidad, liberación y libertad.

"Porque el Señor es el Espíritu; y donde está el Espíritu del Señor, allí hay libertad" (2 Corintios 3:17).

Una de las cosas más inteligentes que recuerdo haber hecho y que me ayudaron con mi vida de oración y adoración fue comprarme un reproductor MP3 y descargar algo de buena música de adoración llena del Espíritu. Puedes encontrar buena música de adoración si la buscas. Yo solía ponerme los auriculares, subir la música o la Biblia en audio y salir en largas caminatas mientras oraba y adoraba a Dios.

No puedo decirte lo mucho que me ha ayudado. Lo recomiendo muchísimo. La música en los auriculares me ayudaba a ahogar las voces y al mismo tiempo me ayudaba a enfocarme más en mi Salvador. Funcionaba de maravilla. Tal vez podrías intentarlo.

Pelear la buena batalla

Las cosas fundamentales que aprendí: leer la palabra, la oración, la adoración, el arrepentimiento, etc., me ayudaron en mi próximo paso: pelear la buena batalla. Decidí en mi corazón que iba a desechar cada mentira y cada fortaleza espiritual de mi alma sin importar cuánto tiempo me llevara. Estaba determinado a no rendirme hasta que viera la victoria.

Casi todos los días me ponía los auriculares, oraba, adoraba a Dios, rompía acuerdo con las mentiras y les ordenaba salir fuera de mi mente en el nombre de Jesús. En un año ya estaba completamente libre del tormento de la esquizofrenia.

Puede que digas: "¿Un año? ¡Eso es mucho tiempo!", y mi respuesta es: "A mí me llevó un año; podría llevarte sólo un día, una semana, un mes, o más. No importa el tiempo que lleve porque la libertad lo vale, ¿o no?".

Si has decidido hacerte un discípulo de Jesús y quieres ganar la victoria sobre las fortalezas, entonces creo que tu actitud debe ser la de alguien que lo piensa a largo plazo.

¿Estás dispuesto a seguir adelante en Jesús? Yo lo estaba y adivina qué... Dios no me abandonó. ¡Estoy libre y hasta tengo una Carta de descertificación que lo comprueba!

Esta era la clase de actitud que tenía en mi corazón: Le dije a Dios que si nunca llegara a ser sanado de la esquizofrenia, aún haría lo mejor que pudiera para seguirlo. ¿Es esa tu actitud hoy? ¿Estás dispuesto a seguir a Jesús aun si por alguna razón nunca recibes tu sanidad?

"Mira que te mando que te esfuerces y seas valiente; no temas ni desmayes, porque Jehová tu Dios estará contigo en dondequiera que vayas" (Josué 1:9).

"Pedid, y se os dará; buscad, y hallaréis; llamad, y se os abrirá. Porque todo aquel que pide, recibe; y el que busca, halla; y al que llama, se le abrirá" (Mateo 7:7-8).

Mentoría

Tener como mentor a un cristiano maduro podría ayudarte enormemente. Me he dado cuenta de que los pensamientos y/o voces que atormentan a una persona intentan hacer que la persona se aísle. No quieren que la persona vaya a una iglesia saludable, a reuniones de oración, a estudios bíblicos, o que tenga compañerismo con otros cristianos.

Ya no escuches las mentiras. Intenta con todas tus fuerzas salir de la cama, sal de tu casa, y si sientes el impulso, ve a un servicio de iglesia o a una reunión de oración.

Si se te hace difícil tener esta clase de actitud en tu corazón, pídele al Padre Dios que te ayude a hacerlo. Él es fiel en responder tus oraciones sinceras.

Si todavía luchas para salir de tu casa, está bien. Te recomiendo que encuentres algunas enseñanzas buenas a las que puedas escuchar o ver en televisión y/o en Internet. Intenta encontrar a alguien que predique el mensaje de gracia, verdad y amor. Me he dado cuenta que muchas veces las fortalezas espirituales tratan de empujar a las personas que ya luchan con el temor a que escuchen enseñanzas centradas en la justicia propia, el legalismo, y el infierno. El temor puede ser usado como un arma para atormentarte.

"Así que, por cuanto los hijos participaron de carne y sangre, él también participó de lo mismo, para destruir por medio de la muerte al que tenía el imperio de la muerte, esto es, al diablo, y librar a todos los que por el temor de la muerte estaban durante toda la vida sujetos a servidumbre" (Hebreos 2:14-15).

"El que no ama, no ha conocido a Dios; porque Dios es amor" (1 Juan 4:8).

Dios no está enojado contigo, y de hecho quiere que lo conozcas en intimidad como tu mejor amigo. No confíes en mi palabra, sino cree lo que la palabra de Dios dice. Si crees en Jesús eres como Abraham. ¡Eres llamado amigo de Dios!

"Y se cumplió la Escritura que dice: Abraham creyó a Dios, y le fue contado por justicia, y fue llamado amigo de Dios" (Santiago 2:23).

Un día en la iglesia, conocí a un consejero cristiano. Este consejero me ayudó en mucho del proceso de liberación que atravesé. Estoy muy agradecido a Dios por haberme enviado un consejero como lo hizo.

Algunas veces mis pensamientos se volvían muy negativos y mi consejero o mentor me ayudaba a ver las cosas en una luz diferente. Por medio de la consejería y de la palabra de Dios, aprendí muchas verdades que me ayudaron a ser libre de las mentiras. Sin mentoría, me hubiera sido mucho más difícil.

Creo que necesitas encontrar un buen mentor cristiano que empatice contigo, ore por ti y te anime. ¿Estarías dispuesto a orar y pedirle a Jesús que envíe a alguien para que te ayude? Honestamente yo oré por un buen tiempo hasta que apareció mi primer mentor. Dios siempre responde las oraciones, pero no siempre en nuestros tiempos. Sé paciente; él responderá a su tiempo. Yo creo que tener alguna clase de mentor es esencial para el crecimiento y la rendición de cuentas espiritual.

Nunca Te Rindas

Quiero animarte a que no te preocupes por tomar las medicaciones. Nuestro Padre Dios no está enojado contigo por tomar medicación psiquiátrica. No es pecado tomar medicación que te ayude con los síntomas. En ninguna parte de la Biblia dice que tomar medicación o hacer un tratamiento médico sea pecado.

Piénsalo de esta manera: No es pecado ponerte una venda en la herida, ¿o sí? De la misma forma en la que puedes usar una venda para cubrir una herida, también puedes tomar medicación para cubrir los síntomas de una enfermedad mental o cualquier otra enfermedad.

Si tienes pensamientos o voces que te condenan por tomar medicaciones recetadas, es momento de que quiebres esa mentira. Ya no creas las mentiras; en lugar de eso, dile a los pensamientos mentirosos que se calmen y salgan de tu mente en el nombre de Jesús.

Las voces solían decirme que las medicaciones eran malas, y que si yo las tomaba eso significaba que no tenía fe. Todo eso era una gran mentira, basada en el temor. Yo no doy (y no puedo dar) consejo médico, pero una cosa que te puedo decir es que siempre tomes tus medicaciones tal y como te las recetaron. Muchas veces yo las salteaba por días o semanas, y eso hacía un gran caos con los químicos en mi cerebro. Algunas veces hacía que mi mente pareciera más atormentada. Recuerda siempre tomar tu medicación tal y como te las haya recetado un médico profesional.

Al crecer en mi fe y en mi relación personal con Jesús, comencé a sentirme mejor. Trabajé junto con mi familia, equipo clínico, y psiquiatra para ir sacando las medicaciones de a poco. Tomó un tiempo, pero de a poco pude sacarlas todas.

Pero entiende que no eres un fracaso si tomas medicación, y que nuestro Padre Dios no está enojado contigo para nada. Él entiende con lo que estás lidiando. Si tienes el deseo de ir sacando las medicaciones de a poco, hazlo saber a tus médicos y a las personas que te apoyan. Puede que te sorprendas de ver quiénes quieren ayudarte a lograr tus objetivos de recuperación.

Y si no tienes el objetivo de ir sacando las medicaciones, está perfectamente bien. Tienes que saber que Jesús te ama, y el hecho de que tomes medicación o no, no hace ninguna diferencia para él. Te ama porque eres su hijo. Otra cosa que me ayudó fue que cada vez que las voces venían y me decían que yo era malo o que no tenía fe por tomar medicación, yo oraba a Dios desde mi corazón. Le decía que yo tomaba la medicación por los síntomas de mi enfermedad mental, pero que esperaba en él como mi sanador.

Adivina qué... De a poco comenzó a funcionar. Las voces de culpa y condenación se fueron. Puedes intentarlo, si las voces te hacen sentir mal por tomar medicación. Todo lo que las voces siempre hicieron fue mentirme, mentirme, y mentirme un poco más.

Me alegro de haberme encargado de los asuntos de medicación que me atormentaron por tanto tiempo. Espero que lo que he escrito aquí sirva para ayudar a alguien que esté lidiando con un asunto similar. Una vez más: Dios te ama exactamente igual, sea que tomes medicación o no. ¡Créelo!

Junto con el arrepentimiento y con el aprendizaje de cómo adorar y orar, puedes administrarte liberación a ti mismo. Es bastante simple. Yo comparto lo que me ayudó a mí. Quizás te ayude a ti también.

Intenta encontrar un lugar tranquilo como una habitación o sala de estar. Recuéstate sobre una cama, sobre una silla cómoda o un sillón. Cierra tus ojos y comienza a orar a Jesús; confiesa tus pasajes favoritos de las escrituras y pídele que te limpie en su preciosa sangre. Pídele que venga por su Espíritu y que te ayude a recibir libertad. Agradécele por su amor, misericordia y gracia.

Agradécele por su compasión sobre tu vida, y por el maravilloso futuro que ha planeado para ti. Agradécele a Dios por la autoridad de Jesús que mora en ti por medio del Espíritu Santo.

Cuando estés listo, respira un par de veces y luego di algo similar a la siguiente oración:

"Padre Dios, te agradezco porque la Biblia dice que he sido trasladado del poder de las tinieblas al reino de la luz, y que ninguna arma forjada contra mí prosperará. Elijo quebrar y renunciar a los acuerdos con cada mentira que pueda haber estado creyendo. También renuncio a toda emoción mentirosa que no se alinee a tu verdad. La verdad es que soy perdonado, tengo al Espíritu Santo en mí y soy un hijo amado de Dios. Ahora ordeno a todas las mentiras y los sentimientos que nos son de Dios que se desconecten de mí ahora, en el nombre de Jesús. Te agradezco Dios por el poder que tengo en ti para echar fuera a los espíritus malignos. En el nombre de Jesucristo de Nazaret, le hablo a toda fortaleza espiritual. Quiebro todo acuerdo con ustedes y les ordeno que salgan de mí ahora mismo. En el nombre de Jesucristo, ¡salgan ahora!"

Puedes seguir diciendo esta clase de oración hasta que sientas que hay cosas que se sueltan de tu mente. Puedes imponerte las manos y ordenar a todo lo que no provenga de Dios que se vaya en el nombre de Jesús. Tienes toda autoridad por medio de tu fe en Jesús.

"He aquí os doy potestad de hollar serpientes y escorpiones, y sobre toda fuerza del enemigo, y nada os dañará. Pero no os regocijéis de que los espíritus se os sujetan sino regocijaos de que vuestros nombres están escritos en los cielos" (Lucas 10:19-20).

En mis años de ministerio, he visto espíritus malignos salir de las personas de diferentes formas. Algunas veces la persona no tiene ninguna manifestación externa; simplemente dicen que se sienten mucho más livianos después de orar. Algunas veces la persona tose, bosteza, o hasta siente la necesidad de escupir durante la oración. Sé que puede sonar un poco raro y hasta algo loco, pero esto es lo que yo he experimentado personalmente. Sí, me llevó algo de tiempo y perseverancia comenzar a sentirme mejor, pero eso está bien para mí. Estaba muy agradecido de encontrar algo de alivio de las voces y el tormento. Si no pasa nada cuando comiences, está bien; no te desanimes. Nuestro Padre Dios tiene un plan diseñado específicamente para ti. Sigue caminando con Jesús.

También puedes hacer las oraciones mencionadas antes (comúnmente conocidas como auto liberación) durante tus tiempos privados con el Señor siempre que te sientas guiado a hacerlas. Recuerda que tu objetivo principal es conocer personalmente a Jesús, y no usar cada momento de oración haciendo auto liberación.

Yo recomiendo sólo hacer auto liberación cuando te sientas que el Espíritu Santo te lleva a hacerlo. Tú quieres que tu enfoque principal esté en el compañerismo con Dios, y no en las fortalezas. Enfócate en Dios y él puede obrar todas las cosas para tu bien.

Algunas de las cosas que yo he encontrado verdaderamente útiles es tener un corazón dócil hacia Jesús y hacer todo lo posible por no tener ninguna conversación con los pensamientos o voces en mi mente.

Yo creo que, si sigues con Jesús y renuevas tu mente con su verdad, las fortalezas pueden ser quitadas. Recuerda que caminar con Jesús es un viaje de toda la vida. Date a ti mismo mucho amor, compasión y gracia a lo largo del camino. Y no te pongas mucha presión por ser perfecto en tu carne. En lugar de eso, confía en el Espíritu Santo que está dentro tuyo para que te transforme de gloria en gloria. Aprende sus formas, lo que le gusta y lo que no le gusta.

Mantente con un corazón humilde y haz lo mejor que puedas para perdonar a otros, y para amar a tu prójimo como a ti mismo.

"Por tanto, nosotros todos, mirando a cara descubierta como en un espejo la gloria del Señor, somos transformados de gloria en gloria, en la misma imagen, como por el Espíritu del Señor" (2 Corintios 3:18).

"No debáis a nadie nada, sino el amaros unos a otros; porque el que ama al prójimo, ha cumplido la ley" (Romanos 13:8).

Recuerda que el hecho de que un cristiano lidie con una enfermedad mental no significa que sea una mala persona, que esté perdido o que no vaya a ir al cielo. Es tan salvo como cualquier otro creyente. Eso es porque todos somos salvos (y seguimos salvos) por gracia y no por nuestras propias obras. Dios es fiel en nunca dejarte o abandonarte.

"Aun estando nosotros muertos en pecados, nos dio vida juntamente con Cristo (por gracia sois salvos)" (Efesios 2:5).

"Y yo les doy vida eterna; y no perecerán jamás, ni nadie las arrebatará de mi mano. Mi Padre que me las dio, es mayor que todos, y nadie las puede arrebatar de la mano de mi Padre. Yo y el Padre uno somos" (Juan 10:28-30).

Yo solía preocuparme de haber perdido mi salvación por estar lidiando con las voces y las mentiras. Si sientes eso, deja de preocuparte; si Jesús es tu salvador, entonces tú estás en sus manos. Dios es tan bueno y amoroso; Él es tu Padre Celestial. No necesitas preocuparte más. Si has estado creyendo una mentira de que puedes haber perdido tu salvación, no estás solo. Esa es una gran mentira por la que caen muchos, muchos cristianos. Renuncia a esa mentira y avanza hoy mismo. Tu salvación es eterna. Anímate de que el Espíritu Santo está contigo siempre y para siempre.

"Mas el que nos hizo para esto mismo es Dios, quien nos ha dado las arras del Espíritu" (2 Corintios 5:5).

"Sean vuestras costumbres sin avaricia, contentos con lo que tenéis ahora; porque él dijo: No te desampararé, ni te dejaré" (Hebreos 13:5).

Venciendo Las Mentiras

Creo que una de las razones principales por las que a veces les lleva un tiempo ganar libertad a las personas con enfermedades mentales es debido al condicionamiento de la mente a creer las mentiras una y otra vez.

En mi propio caminar, he notado que algunas veces me llevó un tiempo vencer una mentira o una emoción negativa. Por ejemplo, yo solía tener una fuerte mentalidad y emoción de rechazo. Tenía la convicción de que todos me odiaban. Fue difícil de vencer, ya que esa convicción venía con una fuerte emoción negativa. Batallé con esa fortaleza por un largo período de tiempo. Afectó en forma negativa mi trabajo, mi familia y mis relaciones personales. Pero al atravesar esa batalla con la ayuda del Señor, gané muchos conocimientos valiosos para ayudar a otros a vencer el rechazo.

La buena noticia es que, ahora, si tengo que lidiar con algo negativo en mi vida, entiendo que eventualmente obrará para mi bien, tal como lo promete la Biblia. Ganar esa revelación de la palabra de Dios me ha hecho más fácil el poder atravesar los altibajos de la vida.

"Y no sólo esto, sino que también nos gloriamos en las tribulaciones, sabiendo que la tribulación produce paciencia; y la paciencia, prueba; y la prueba, esperanza" (Romanos 5:3:4).

"Y sabemos que a los que aman a Dios, todas las cosas les ayudan a bien, esto es, a los que conforme a su propósito son llamados" (Romanos 8:28).

Un ejercicio que me ayudó fue escribir cada mentira que yo estaba creyendo acerca de mí mismo, de las situaciones de mi vida, de otras personas, y de Dios. Por ejemplo, escribía cosas como: "Me voy al infierno", o "soy feo", o "nunca me casaré". Escribía todas las mentiras. Luego de escribirlas, iba a la Biblia y buscaba hasta encontrar todos los pasajes de las escrituras que vencían esas mentiras en particular. La palabra de Dios es una espada afilada para vencer el engaño.

"Porque la palabra de Dios es viva y eficaz, y más cortante que toda espada de dos filos; y penetra hasta partir el alma y el espíritu, las coyunturas y los tuétanos, y discierne los pensamientos y las intenciones del corazón" (Hebreos 4:12).

Luego de encontrar uno o dos versículos que lidiaran con la mentira específica, yo procedía a renunciar a la mentira y a hablar verdad desde lo que encontraba en la Biblia. Hacía ese ejercicio diariamente hasta que las mentiras iban siendo eventualmente destruidas. Yo creo que esta es una herramienta principal para derribar una fortaleza: golpearla una y otra vez con la verdad hasta que se derrumbe.

Puede que a algunas personas les lleve más tiempo que a otras vencer ciertas mentiras, ya que algunas mentiras se nos han inculcado desde nuestra niñez. Por ejemplo, una persona cree una mentira que su madre le dijo cuando tenía cinco años de edad. Ha vivido con esa mentira inculcada dentro de su mente por más de 50 años. ¿Ves cómo podría tomarle a esta persona un poco más de tiempo vencer esta mentira desde su niñez? Dios es fiel en ayudarte sin importar cuán inculcada haya sido una mentira dentro de ti.

A mí me parece que las fortalezas espirituales están formadas por pensamientos que son lanzados a la mente como una fecha a la cabeza de alguien. Si una de las flechas (mentiras) llega a la mente de la persona y ésta la recibe como verdad, entonces se le lanzarán algunas flechas más (mentiras). Si recibe esas también, las flechas seguirán llegando. Eventualmente se construye una fortaleza.

Una clave que yo encuentro útil es reconocer cuando es que se te está lanzando un pensamiento o una emoción negativa. Luego, una vez que lo reconoces, atraparlos, renunciar a ellos, y echarlos fuera en el nombre de Jesús. Debes hacer lo mejor que puedas para atrapar las mentiras cuando apenas golpean tu mente. Si no lo haces en ese momento, puede convertirse en una emoción negativa. Y luego de que se manifiesta la emoción negativa, puede llevarte a hacer algo en la carne de lo que luego es probable que te arrepientas.

Un ejemplo de esto: Viene un pensamiento de que a tu compañero de trabajo no le agradas. Mantienes el pensamiento y entonces comienzas a sentir una emoción de rechazo y odio hacia tu compañero de trabajo. Luego, entonces, dejas que las emociones negativas se manifiesten en tu carne en la forma en la que le gritas a tu compañero. Terminas siendo despedido de tu trabajo.

¿Ves cómo el creer mentiras puede eventualmente llevar a alguien a comportamientos negativos? Es por eso que el arrepentimiento (cambio en la forma de pensar) es tan importante.

Debes hacer lo mejor que puedas para trabajar junto con el Espíritu Santo en aprender a atrapar las mentiras en tu mente y no recibir emociones negativas. La palabra de Dios te ayudará a discernir qué es verdadero y qué es falso.

"Pues aunque andamos en la carne, no militamos según la carne; porque las armas de nuestra milicia no son carnales, sino poderosas en Dios para la destrucción de fortalezas, derribando argumentos y toda altivez que se levanta contra el conocimiento de Dios, y llevando cautivo todo pensamiento a la obediencia a Cristo, y estando prontos para castigar toda desobediencia, cuando vuestra obediencia sea perfecta" (2 Corintios 10:3-6).

Espero que puedas avanzar a demoler fortalezas con la verdad, aprender a atrapar las flechas y a no recibir más mentiras en tu alma. Lleva algo de tiempo aprender esta disciplina, pero atravesar el viaje realmente valdrá la pena al final. Creo que aprenderás algunas grandes cosas que ayudarán a otros para que también puedan vencer. Verdaderamente creo que estás llamado a ser un amigo de Dios, poderoso y ungido.

"Porque yo sé los pensamientos que tengo acerca de vosotros, dice Jehová, pensamientos de paz, y no de mal, para daros el fin que esperáis" (Jeremías 29:11).

Palabra Final

No eres tu diagnóstico. Eres un hijo amado de Dios que ya ha sido liberado hace más de 2000 años. Yo creo honestamente que la enfermedad mental no es incurable como muchas personas dicen. Yo soy una prueba viviente de que puedes ser liberado y sanado. Ten ánimo en que la vida tiene esperanza, y en que tienes un gran valor para Dios. Recuerda seguir avanzando hacia Jesús. Nunca te rindas, porque él tiene un gran destino para ti y para tu familia. ¡Dios te bendiga!

Mi oración por ti

"Padre Dios, oro por la persona que lee esto; oro para que la revelación de que pueden ser liberados de la enfermedad mental los ilumine. Como alguien que personalmente ha sido liberado de esquizofrenia por la fe en ti, te pido que el mismo valor, la misma fe y la misma fuerza que me diste a mí sean dados también a esta persona. Oro para que la unción del Espíritu Santo repose sobre él/ella al decidir convertirse en un/a discípulo/a de Jesús, caminar en arrepentimiento, crecer en su vida de oración, adorar a Jesús, moverse en fe y amor, y renunciar y dejar ir toda mentira en el nombre de Jesús. Ayuda a esta persona para que nunca se rinda, sino que te siga fervientemente. Te pido que le encuentres un buen mentor cristiano, alguien que le ayude a atravesar este tiempo en su vida. Más que nada, pido que esta persona crezca en cercanía con el Espíritu Santo. Por favor, recuérdale cada día que no está solo/a, y que tú eres su

escudo, defensor, refugio, sanador y libertador. Gracias por amar a los que tienen enfermedades mentales, Señor Jesús. Amén".

Algunos pasajes de las Escrituras que te ayudarán

"En esto consiste el amor: no en que nosotros hayamos amado a Dios, sino en que él nos amó a nosotros, y envió a su Hijo en propiciación por nuestros pecados" (1 Juan 4:10).

"Yo, yo soy el que borro tus rebeliones por amor de mí mismo, y no me acordaré de tus pecados" (Isaías 43:25).

"Y todo aquel que invocare el nombre de Jehová será salvo; porque en el monte de Sion y en Jerusalén habrá salvación, como ha dicho Jehová, y entre el remanente al cual él habrá llamado" (Joel 2:32).

"Pedro les dijo: Arrepentíos, y bautícese cada uno de vosotros en el nombre de Jesucristo para perdón de los pecados; y recibiréis el don del Espíritu Santo" (Hechos 2:38).

"Porque todo lo que es nacido de Dios vence al mundo; y esta es la victoria que ha vencido al mundo, nuestra fe. ¿Quién es el que vence al mundo, sino el que cree que Jesús es el Hijo de Dios?" (1 Juan 5:4-5).

"E invócame en el día de la angustia; te libraré, y tú me honrarás" (Salmos 50:15).

"Tú eres mi refugio; me guardarás de la angustia; con cánticos de liberación me rodearás. Selah" (Salmos 32:7).

"El cual nos ha librado de la potestad de las tinieblas, y trasladado al reino de su amado Hijo, en quien tenemos redención por su sangre, el perdón de pecados" (Colosenses 1:13-14).

"Ninguna arma forjada contra ti prosperará, y condenarás toda lengua que se levante contra ti en juicio. Esta es la herencia de los siervos de Jehová, y su salvación de mí vendrá, dijo Jehová" (Isaías 54:17).

"¿Está alguno entre vosotros afligido? Haga oración. ¿Está alguno alegre? Cante alabanzas. ¿Está alguno enfermo entre vosotros? Llame a los ancianos de la iglesia, y oren por él, ungiéndole con aceite en el nombre del Señor. Y la oración de fe salvará al enfermo, y el Señor lo levantará; y si hubiere cometido pecados, le serán perdonados. Confesaos vuestras ofensas unos a otros, y orad unos por otros, para que seáis sanados. La oración eficaz del justo puede mucho" (Santiago 5:13-16).

"Mas él herido fue por nuestras rebeliones, molido por nuestros pecados; el castigo de nuestra paz fue sobre él, y por su llaga fuimos nosotros curados" (Isaías 53:5).

"Dijo: Jehová es mi roca y mi fortaleza, y mi libertador; Dios mío, fortaleza mía, en él confiaré; Mi escudo, y el fuerte de mi salvación, mi alto refugio; Salvador mío; de violencia me libraste" (2 Samuel 22:2-3).

"Bienaventurado el varón a quien el Señor no inculpa de pecado" (Romanos 4:8).

"Porque no nos ha dado Dios espíritu de cobardía, sino de poder, de amor y de dominio propio" [NdeT: "Juicio cabal"] (2 Timoteo 1:7).

"Y me buscaréis y me hallaréis, porque me buscaréis de todo vuestro corazón" (Jeremías 29:13).

"No ha hecho con nosotros conforme a nuestras iniquidades, ni nos ha pagado conforme a nuestros pecados. Porque como la altura de los cielos sobre la tierra, engrandeció su misericordia sobre los que le temen.

Cuanto está lejos el oriente del occidente, hizo alejar de nosotros nuestras rebeliones" (Salmos 103:10-12).

"Porque con una sola ofrenda hizo perfectos para siempre a los santificados" (Hebreos 10:14).

"Clemente y misericordioso es Jehová, lento para la ira, y grande en misericordia. Bueno es Jehová para con todos, y sus misericordias sobre todas sus obras" (Salmos 145:8-9).

"Bendice, alma mía, a Jehová, y bendiga todo mi ser su santo nombre. Bendice, alma mía, a Jehová, y no olvides ninguno de sus beneficios. Él es quien perdona todas tus iniquidades; el que sana todas tus dolencias; el que rescata del hoyo tu vida, el que te corona de favores y misericordias; el que sacia de bien tu boca de modo que te rejuvenezcas como el águila" (Salmos 103:1-5).

"Por lo demás, hermanos míos, fortaleceos en el Señor, y en el poder de su fuerza. Vestíos de toda la armadura de Dios, para que podáis estar firmes contra las asechanzas del diablo. Porque no tenemos lucha contra sangre y carne, sino contra principados, contra potestades, contra los gobernadores de las tinieblas de este siglo, contra huestes espirituales de maldad en las regiones celestes. Por tanto, tomad toda la armadura de Dios, para que podáis resistir en el día malo, y habiendo acabado todo, estar firmes. Estad, pues, firmes, ceñidos vuestros lomos con la verdad, y vestidos con la coraza de justicia, y calzados los pies con el apresto del evangelio de la paz. Sobre todo, tomad el escudo de la fe, con que podáis apagar todos los dardos de fuego del maligno. Y tomad el yelmo de la salvación, y la espada del Espíritu, que es la palabra de Dios; orando en todo tiempo con toda oración y súplica en el Espíritu, y velando en ello con toda perseverancia y súplica por todos los santos" (Efesios 6:10-18).

"El sana a los quebrantados de corazón, y venda sus heridas" (Salmos 147:3).

"Venid a mí todos los que estáis trabajados y cargados, y yo os haré descansar. Llevad mi yugo sobre vosotros, y aprended de mí, que soy manso y humilde de corazón; y hallaréis descanso para vuestras almas; porque mi yugo es fácil, y ligera mi carga" (Mateo 11:28-30).

Printed in the United States
By Bookmasters